DES

ACCIDENTS CÉRÉBRAUX

CONSÉCUTIFS A L'ADMINISTRATION

DU SALICYLATE DE SOUDE

PAR

Georges HUBER,

Docteur en médecine de la Faculté de Paris
Ancien externe des hôpitaux.

PARIS

A. PARENT, IMPRIMEUR DE LA FACULTÉ DE MÉDECINE

29-31, RUE MONSIEUR-LE-PRINCE, 29-31

1879

DES

ACCIDENTS CÉRÉBRAUX

CONSÉCUTIFS A L'ADMINISTRATION

DU SALICYLATE DE SOUDE

PAR

Georges HUBER,

Docteur en médecine de la Faculté de Paris,
Ancien externe des hôpitaux.

PARIS

A. PARENT, IMPRIMEUR DE LA FACULTÉ DE MÉDECINE
29-31, RUE MONSIEUR-LE-PRINCE, 29-31

—

1879

A MON PÈRE

A MA MÈRE

A MA SŒUR

A MA FAMILLE

A MES AMIS

DES

ACCIDENTS CÉRÉBRAUX

CONSÉCUTIFS A L'ADMINISTRATION

DU SALICYLATE DE SOUDE

∿∿∿∿∿∿∿∿∿∿

INTRODUCTION.

L'apparition des médicaments salicylés dans la thérapeutique fut accueillie tout d'abord avec une immense faveur.

Les succès brillants, obtenus par cette médication dans les affections pyrétiques, et surtout dans le rhumatisme articulaire , lui méritaient sa réputation. Bientôt, certains accidents se produisirent, que l'on crut devoir attribuer à l'emploi de ces agents thérapeutiques, et l'enthousiasme du début fit place, chez certains médecins du moins, à un mépris systématique.

Cependant, il ne faudrait pas s'exagérer les dangers de l'emploi du salicylate de soude et le proscrire complètement ; les services rendus sont trop réels pour que ce médicament ne trouve pas grâce auprès de ses détracteurs, et ne prenne pas, dans le cadre thérapeutique, la place qui lui convient et qu'il mérite à tous égards.

Nous avons pu observer dans le service de notre maître, M. le Dr Bucquoy, un grand nombre de rhumatismes articulaires traités par le salicylate de soude ; chez certains des malades soumis à ce traitement, l'administration du médicament fut suivie d'accidents cérébraux très manifestes. M. Bucquoy a bien voulu nous permettre de recueillir ces faits ; et de faire de l'histoire de ces accidents le sujet de notre thèse inaugurale. Nous prions notre très honoré maître de vouloir bien recevoir ici l'expression de notre profonde reconnaissance.

Il y aurait ingratitude de notre part, si nous oubliions de témoigner à M. H. Barth, interne du service, tous les remercîments que nous lui devons pour l'obligeance avec laquelle il a bien voulu nous aider de ses conseils.

Nous avons l'intention de diviser notre sujet de la façon suivante : au début, nous dirons quelques mots du médicament lui-même ; nous parlerons ensuite brièvement de son action physiologique et de son action thérapeutique. Nous aborderons ensuite le chapitre des accidents que nous avons pu observer, ce qui nous permettra de formuler dans nos conclusions certaines indications pour l'emploi du salicylate de soude.

I.

La salicine, découverte par Fontana, fut étudiée en 1830 par Leroux, pharmacien à Vitry-le-Français. En 1839, Piria découvre l'acide salicylique que Cahours extrait ensuite de l'huile essentielle de Wintergreen.

En 1875, Kolbe, chimiste allemand, obtient l'acide salicylique par synthèse et démontre ses affinités avec l'acide phénique. Cette préparation nouvelle permet au médicament qui, jusqu'alors coûtait très cher, d'entrer dans la pratique thérapeutique. On l'emploie d'abord comme antiseptique ; et peu à peu, par analogie, on l'emploie dans les fièvres essentielles, comme antizymotique.

Mais l'acide salicylique a le grand inconvénient de n'être soluble que dans trois cents parties d'eau pour une partie d'acide, tandis que la solution alcoolique et l'acide pur sont extrêmement irritants.

L'administration du médicament à l'intérieur devenait donc très difficile, car on était obligé de faire prendre aux malades, soit des quantités considérables d'eau, soit un agent irritant, corrosif, produisant des érosions au pharynx, à l'œsophage, et même des ulcérations stomacales. On chercha donc à en neutraliser l'acidité en l'associant aux bases alcalines. Le salicylate de soude, préparé et préconisé par Ebstein, est entré aujourd'hui dans la pratique journalière ; il fut introduit dans la clinique par Riess ; ses collègues des hôpitaux de Berlin ne tardèrent pas à suivre son exemple ; il est aujourd'hui à peu près le seul employé.

Le salicylate de soude est un sel blanc, cristallisé en aiguilles soyeuses, très hygrométrique. On le prépare en saturant l'acide salicylique par le carbonate de soude.

D'après M. le professeur Germain Sée, dix grammes du sel contiennent huit grammes de l'acide. Le salicylate de soude est très soluble dans l'eau ; il ne présente pas au goût la saveur désagréable et caustique de l'acide salicylique.

M. Mialhe préfère également le salicylate de soude à son acide, parce qu'il croit que ce dernier, pour être absorbé, doit se transformer dans l'estomac en sel alcalin ; il vaut donc mieux l'administrer sous cette forme. Pour M. Limousin, le grand avantage du salicylate est d'être beaucoup plus stable que l'acide, qui, en présence de substances organiques, se transforme en acide phénique.

En résumé, stabilité plus grande, solubilité presque absolue, saveur nulle; tels sont les avantages du salicylate sur son acide. Il ne faut pas oublier non plus que l'acide salicylique détermine des ulcérations des muqueuses, danger que l'on n'a pas à redouter avec le sel qui présente une innocuité et une facilité d'administration très grandes.

Le salicylate de soude est la seule des préparations

salicylées qui soient restées dans la pratique en France,
c'est donc de ce médicament seul que nous nous occu-
perons dans ce travail.

II.

Dès que la découverte de Kolbe fut connue, les médecins allemands commencèrent leurs recherches ex-
périmentales sur le salicylate de soude. L'école fran-
çaise ne se désintéressa pas de la question, et les recherches savantes de M. le professeur Germain Sée,
de MM. Laborde, Bochefontaine et Chabbert donnèrent
une nouvelle et énergique impulsion à l'étude du médicament.

Comme il n'est pas démontré que l'acide salicylique
se transforme en salicylate alcalin dans l'économie,
ou que le salicylate se transforme dans le sang en acide
salicylique, nous laisserons de côté les résultats qui
n'ont été obtenus qu'à l'aide de l'acide pour noter
ceux qui ont été obtenus avec le sel.

Les premières recherches, faites par Feser et Friedeberg, portèrent sur la quantité de médicament que
l'on peut employer, et voici sommairement les résultats obtenus. Chez la brebis, à la dose moyenne de
20 grammes, la mort survient du deuxième au troisième jour.

Ces mêmes recherches firent connaître également
la rapidité avec laquelle le salicylate est éliminé par
les urines.

Huber.   2

Le réactif qui sert à constater la présence du salicylate de soude dans les urines est la solution au dixième de perchlorure de fer. L'addition de cette solution à l'urine salicylée donne lieu à une coloration violette plus ou moins intense, suivant la quantité du sel qui a été éliminée. Cette réaction est assez sensible pour que Drasche, après l'absorption par l'estomac de quatre grammes d'acide salicylique, ait pu constater, quelques heures après, la présence de ce corps dans les urines.

En 1876, M. Constantin Paul faisait remarquer aux membres de la Société de thérapeutique que, chez un malade, une heure après l'absorption d'un gramme d'acide salicylique, il avait pu en révéler la présence dans les urines au moyen du réactif précité, et que, pendant les trente-six heures qui suivirent l'ingestion du médicament, on retrouvait la coloration caractéristique.

En 1876, Kœlher (salicylsœure und salicylsœures Natron, in Centralblatt, n° 10 et 11), publia ses importantes recherches sur l'acide salicylique et le salicylate de soude, et arriva aux conclusions suivantes :

L'acide salicylique n'agit sur le sang qu'après la transformation en salicylate de soude, et, dans l'estomac, l'acide salicylique ne se transforme pas en assez grande quantité à la fois, pour pouvoir faire naître des troubles circulatoires.

Feser, Friedeberg, et Riesel, de Cologne, de leurs expériences conclurent que les médicaments sali-

cylés, à doses modérées, ne troublent pas la calorifi-
cation.

Riess au contraire (Berliner-Klinische) observe, avec
une dose de 5 grammes d'acide salicylique, transfor-
mée en partie en salicylate alcalin par le carbonate
de soude, un abaissement constant de la température.

Retraçons maintenant d'une façon succincte les
travaux des expérimentateurs et des cliniciens fran-
çais sur cette question.

M. Laborde, injectant du salicylate de soude dans
les veines d'un chien, à la dose de 5 grammes, tire de
ses travaux la conclusion suivante :

La sensibilité générale diminue peu à peu et finit
par disparaître complètement ; les mouvements réflexes
sont conservés.

C'est donc à titre d'analgésiant que le médicament
intervient dans la cure du rhumatisme articulaire.

Comme le sulfate de quinine, mais à dose plus forte,
le salicylate de soude produit de la stupeur, de la titubation, de l'ataxie dans les mouvements, de la surdité,
mais ce médicament est dépourvu de toute action
antipyrétique.

M. le professeur Germain Sée, dans le mémoire pu-
blié dans le Bulletin de l'Académie de médecine,
reprend et contrôle les expériences de ses devanciers.

Voici succinctement les conclusions qu'a formulées
le savant professeur :

Chez les animaux, à dose toxique, le salicylate de
soude détermine de la dyspnée, de l'arrêt des mouve-

ments respiratoires et des convulsions générales sui-
vies de mort.

Du côté du système circulatoire, le salicylate de
soude ne détermine ni modification de la tension ar-
térielle, ni changement du nombre des pulsations du
cœur. Les expériences de M. Germain Sée n'ont
jamais amené aucun résultat appréciable, relatif à la
température, pas plus que de trouble dans la circula--
tion.

« Le système nerveux ne se modifie que par des
doses toxiques, on voit alors se manifester des convulsions générales et tétaniformes, qui précèdent la
mort, et qui sont moins le résultat de l'asphyxie que
de l'action du poison sur le système nerveux. »

Mais, pour le savant professeur, les expériences
sur les animaux ne permettent pas de conclure d'une
façon absolue que l'action du médicament est la même
sur l'homme, ce sont surtout les études cliniques qui
peuvent faire connaître la valeur physiologique du salicylate de soude.

Voici les conclusions du mémoire de M. Germain Sée :

« L'effet le plus constant des préparations salicy-
liques, c'est le développement souvent très prompt de
bourdonnements d'oreilles ; les individus sains, comme
les malades apyrétiques, de même que les fiévreux,
accusent ce phénomène d'une manière presque inva-
riable dès qu'ils sont arrivés à la dose de 10 grammes
de salicylate de soude. Ils se plaignent presque tous,
non seulement de ces bruits étranges dans l'organe
de l'ouïe, et dans toute la tête, mais ils les comparent

à des roulements lointains, des sensations de flot; ils disent sentir de l'eau ou du sang circuler dans le crâne; mais il est remarquable que ces sensations ne s'accompagnent pas du moindre trouble intellectuel, ni d'hallucinations, ni d'illusions de la vue, analogues à celles du vertige, comme cela a lieu sous l'influence du sulfate de quinine ou par l'effet du mal de mer. Il est très rare que les malades voient ou croient voir les objets en rotation ou éprouvent eux-mêmes la sensation gyratoire; c'est tout au plus s'il y a parfois une sorte de titubation ou plutôt d'incertitude dans la marche; celle-ci ne tarde pas à s'affermir.

« Du côté du système nerveux central, par les doses thérapeutiques, on n'observe chez l'homme sain aucun trouble. Les sens eux-mêmes, à l'exception de l'ouïe, ne sont pas troublés; si dans quelques cas on a cru remarquer une diminution de l'acuité visuelle, c'est à la suite de doses massives ou trop rapprochées.

« C'est dans ces cas aussi qu'on a noté l'apparition d'un délire calme, sans hallucinations, sans excitation, et plus rarement un délire violent, analogue au delirium tremens, rarement encore des convulsions tétaniformes; on peut dire qu'à l'état sain, les doses de 10 à 12 grammes n'ont jamais produit de troubles cérébro-spinaux.

« S'agit-il de fébricitants, le délire se produit plus facilement; sur deux malades atteints de fièvre typhoïde, chez lesquels le thermomètre marquait 40 degrés, le salicylate de soude, à 10 grammes par jour, produisit au bout de 7 à 8 jours un délire calme qui s'accompagna d'un abaissement considérable de la température (2 à 3 degrés); on cessa l'emploi du médicamment; tout aussitôt le délire disparut, mais la chaleur remonta à 40, et la maladie suivit son cours jusqu'à la guérison.

« Du reste, en aucun cas, je n'ai pu constater de trouble de la sensibilité ni du mouvement; les contractions tétaniformes, dont Léonard-Aster a cité un exemple, n'ont jamais été indiqués dans mes observations; le collapsus qui suit l'administration des doses élevées ne s'est pas produit davantage chez mes malades; mais il suffit qu'il puisse se manifester un seul phénomène toxique, comme le délire, pour qu'on doive surveiller rigoureusement l'effet de la médication, qu'on ne dépasse jamais les doses indiquées, qu'on les espace d'une manière suffisante, et qu'enfin on supprime la prescription, dès le moindre signe d'intoxication. »

Qu'on nous pardonne d'avoir cité tout au long l'opinion du savant professeur, mais comme nous aurons plus loin à citer plusieurs faits qui ne sont pas entièrement d'accord avec les résultats que nous venons de donner, nous n'avons cru rien devoir retrancher à cet exposé. Nous reviendrons d'ailleurs un peu plus loin sur d'autres parties du mémoire de M. Sée, surtout quand nous traiterons de l'élimination du salicylate de soude par des urines.

MM. Bochefontaine et Chabbert communiquaient, en 1877, à la Société de biologie et à l'Académie des sciences, les résultats des expériences qu'ils avaient entreprises sur le salicylate de soude.

Ces deux expérimentateurs observaient sur les animaux soumis à leurs expériences, et qui prenaient de fortes doses de salicylate de soude, des nausées, des vomissements, de la diarrhée, même des selles sanguinolentes, un état de faiblesse générale, une paralysie plus ou moins complète du mouvement, de l'agitation convulsive des membres et des mâchoires, enfin la mort survenant par arrêt de la respiration et cessation des battements du cœur.

Enfin, en 1878, M. Paulin Lahalle soutenait devant la Faculté de médecine de .Nancy une thèse dans laquelle il donnait le compte rendu de ses expériences personnelles, et il arrivait aux conclusions suivantes :

1° Des doses, même faibles, de salicylate de soude, font naître des nausées, de la salivation, des vomissements, de la diarrhée. Des selles sanguinolentes avec ténesme, des vomissements striés de sang, peuvent être l'effet de doses plus fortes.

2° La vue et l'ouïe des chiens en expérience ont semblé avoir perdu de leur finesse, sans que jamais ces organes aient été profondément atteints.

3° Le système nerveux central ne s'est jamais modifié que sous l'influence des doses toxiques ; alors disparaissaient à la fois, et sensibilité, et motilité, et mouvements réflexes ; la mort était précédée toujours de secousses tétaniques et d'attaques éclamptiformes.

4° Le cœur et le pouls étaient peu impressionnés par le salicylate, même par l'emploi des doses toxiques. Le nombre des battements du pouls restait le même; un plus grand nombre de fois, il baissait quelque peu ; rarement le pouls augmentait de fréquence.

5° L'action du salicylate porte d'une façon primordiale, et pour ainsi dire élective, sur la respiration. Toujours, même lorsque nous mettons en usage des doses faibles, nous voyons celle-ci augmenter notablement en fréquence. Nous attribuons ce fait à l'action du médicament sur les centres respiratoires du bulbe.

6° Non seulement la température ne s'abaisse pas après l'administration du salicylate de soude, mais nous l'avons toujours vu s'élever de plusieurs dixièmes de degré ; dans trois de nos expériences, la température étant fébrile, le salicylate nous a paru jouer nettement le rôle d'antipyrétique ; la température, en effet, s'est abaissée dans ces cas d'une moyenne d'un degré centigrade ; le pouls, lui aussi, devenait moins fréquent.

7° Dans tous les cas, à une ou deux exceptions près, et encore faut-il dire qu'alors les animaux buvaient une grande quantité d'eau, nous n'avons pas vu le salicylate jouer le rôle d'émétique. Il y a plus, à doses toxiques, nous l'avons vu supprimer complètement les fonctions du rein ; nous avons vu également les urines devenir albumineuses sous l'influence du médicament, à la dose de 0,04 décigrammes par kilog. du poids de l'animal, pendant quatre ou cinq jours de suite.

Le salicylate a aussi pour effet d'exciter d'une façon notable l'action des glandes salivaires ; enfin, les nombreux vomissements et les selles qui survenaient après l'administration du médicament étaient colorés en jaune, ce qui semble indiquer une hypersécrétion de bile, et, en conséquence, une augmentation dans les fonctions du foie. Cela n'a rien, du reste, qui puisse nous étonner; car nos expériences nous ont montré que si le médicament était éliminé surtout par le rein, il n'en passait pas moins en partie par la salive, la bile, le suc intestinal et les liquides stomacaux.

8° Le sang, d'après ce qu'a pu nous apprendre le microscope, ne nous a pas paru modifié, ni dans le nombre, ni dans la forme de ses globules.

III.

Nous lisons dans la thèse inaugurale de M. Chauvet (Du danger des médicaments actifs dans les cas de lésions rénales, Paris, 1877), que M. le professeur Bouchard a émis le premier cette opinion, que : dans les cas de lésions rénales, les médicaments actifs même pris à doses thérapeutiques deviennent toxiques.

Ces paroles du savant professeur nous font voir tout l'intérêt que présente l'élimination des médicaments ; nous avons donc cru devoir consacrer un chapitre spécial à l'étude de l'élimination du salicylate de soude. C'est, en effet, par suite de la non élimination de ce médicament, par suite de son accumulation dans l'organisme, que nous voyons éclater les accidents soudains et quelquefois mortels qui ont été signalés.

Le salicylate de soude, de même que les autres médicaments salicylés, s'élimine en général avec une très grande rapidité.

Nous trouvons dans le compte rendu de l'Académie des sciences, tome LXXXVII, page 657, le résultat d'expériences entreprises par MM. Blanchier et Bochefontaine, sur l'élimination du salicylate de soude.

Voici les conclusions de ces expérimentateurs :

« 1° Dans les expériences où le salicylate de soude a été injecté dans une veine, la salive et l'urine ont commencé à couler, ou bien sont sorties en plus grande abondance, de trente à soixante-dix secondes après l'injection. La salive a toujours paru la première, l'urine ensuite, puis plus tard la bile et le suc pancréatique. L'hypersécrétion de la salive, sans être considérable, a été particulièrement accusée ; l'augmentation de la bile et de l'urine a été moins grande ; l'écoulement du suc pancréatique n'a pas été notablement modifié.

« On a pu s'assurer que l'acide salicylique existe dans la salive quatre à cinq minutes après l'injection intra-veineuse de salicylate de soude ; presque aussitôt après, on le retrouve dans l'urine ; au bout de dix-huit minutes, on peut constater sa présence dans le suc pancréatique ; deux minutes plus tard, son existence dans la bile est encore douteuse.

« Trente-cinq minutes ne suffisent pas pour qu'il passe dans le liquide céphalo-rachidien.

« Chez le chien, le salicylade de soude, ingéré dans l'estomac, apparaît dans la salive vingt à vingt-deux minutes après l'injection stomacale ; il existe dans les urines au bout de quarante-cinq minutes.

« Chez l'homme, le salicylade de soude est éliminé par les reins, ainsi que M. Germain Sée l'a montré. Contrairement à ce que nous avons remarqué chez le chien, on ne le rencontre jamais dans la salive mixte de l'homme. »

M. le professeur Germain Sée est encore plus affirmatif : pour lui, il ne s'écoule pas dix minutes après l'ingestion des substances sans qu'on les retrouve dans les urines.

L'acide salicylique s'y trouve en partie à l'état libre, une autre partie a subi une transformation et se présente sous la forme d'un composé nouveau que Bertagnini a nommé acide salicylurique.

Nous avons indiqué plus haut le moyen de reconnaître la présence de l'acide salicylique dans les urines. Nous savons que le perchlorure de fer donne avec les urines salicylées une coloration violette très intense ; nous avons vu aussi que la plus faible quantité d'acide salicylique est décelée par la coloration habituelle.

Mais, en passant à travers le filtre rénal, dans les tubes urinifères, le salicylate de soude ne produit-il aucune action locale sur l'épithélium de ces tubes ?

La quantité des urines est-elle augmentée, diminuée, ou n'est-elle aucunement modifiée ?

M. le professeur Sée répond ainsi à ces questions :

« Le salicylate agit d'une façon fort variable sur les urines et sur les reins. Tantôt il paraît agir comme diurétique ; plus souvent c'est une fausse diurèse ; ce sont des envies fréquentes d'uriner, c'est du ténesme ; mais, sans augmentation notable de la quantité des urines. »

Quelquefois les troubles rénaux sont plus accusés, et il se produit des hématuries ; M. Germain Sée rapporte le cas d'un malade atteint de néphrite interstitielle et chez qui l'emploi du salicylate de soude produisit une hématurie très marquée.

Schultze et Léonardi-Aster avaient vu les mêmes hématuries se produire, même à l'état physiologique, après l'injection d'une trop forte dose du médicament.

Balz a vu également des albuminuries et des néphrites.

M. le professeur Gubler fait une distinction suivant que le salicylate de soude est administré à un individu qui est sain, ou, au contraire, à un malade dont les reins présentent une altération. Pour le regretté professeur, le salicylate de soude, quand il agit sur des reins normaux, est un diurétique énergique, et, d'après ses observations, la quantité d'urine peut augmenter notablement dans les vingt-quatre heures, leur densité diminue, et la coloration des urines fébriles est remplacée par une nuance très claire. Mais, si les reins sont lésés, il y a, au contraire, diminution considérable de la quantité des urines, parfois même son emploi détermine l'apparition d'albumine en quantité considérable, ou produit l'hématurie. — Chez les individus sains, l'administration du salicylate de soude peut, par une excitation quelconque, déterminer des congestions qui peuvent aller jusqu'à l'inflammation de l'organe.

Voici, à l'appui de ces opinions qui ont fait le sujet d'une communication de M. Gubler à la Société de thérapeutique, le 10 octobre 1877, une observation recueillie par M. Dreyfus Brisac, interne du service :

X... (Aug.), entre le 30 septembre 1877, dans le service du professeur Gubler, hôpital Beaujon, où il est couché au n° 33 de la salle Saint-Louis. Il a, depuis cinq jours, des douleurs articulaires, surtout aux membres inférieurs. La température est à 38,4, le pouls à 92.

1er octobre au matin, urines non albumineuses. Les douleurs sont vives, on prescrit 6 grammes de salicylate de soude en potion à prendre dans les vingt-quatre heures.

Le 2. Les douleurs continuent ; nouvelle dose de 6 grammes comme la veille.

Le 3, douleurs supportables, température normale, nouvelle dose de 6 grammes de salicylate.

Le 4, plus de douleurs, mais apparition d'albumine dans les urines, on supprime la potion.

Le 5, encore de l'albumine, pouls toujours irrégulier.

Le 6, l'albumine a diminué, il n'y a plus qu'un léger dépôt.

Le 7, plus d'albumine, plus d'irrégularité du pouls.

Le 8, le malade veut sortir, quoi qu'il ait une grande faiblesse dans les membres.

Nous voyons, par ce qui précède, que le salicylate de soude s'élimine surtout par les reins ; une légère partie s'élimine par les sueurs, d'après M. Oulmont. Dès lors, nous sommes en droit de déterminer ce qui arrivera dans les cas de lésion rénale. Le salicylate, qui s'élimine très rapidement après son ingestion, ne

trouve plus sa voie d'écoulement naturelle, il s'accu-
mule dans l'économie, et cette accumulation de doses
médicales finit, au bout de quelque temps, par former
une dose toxique. Il n'est donc pas surprenant que,
dans ces cas, nous voyions survenir des accidents qui
peuvent n'être que passagers si la dose n'est pas trop
forte, qui peuvent, au contraire, devenir mortels si la
quantité accumulée est trop considérable. Nous avons
dès maintenant la clef de la plus grande partie des
complications que nous observons dans le cours d'un
traitement par le salicylade de soude, et nous avons en
même temps dans l'examen des urines une sorte de
pierre de touche qui nous donnera les indications et
les contre-indications de l'emploi du médicament.

Si, en effet, les reins sont normaux, nous sommes
sûrs que rien ne s'opposera à l'élimination du médicament, nous pourrons l'administrer sans crainte ; mais
il faudra toujours avoir cette précaution d'examiner
les urines pour nous convaincre que l'excitation du
rein n'a pas déterminé d'inflammation de l'organe, et
que nous ne nous trouvons pas en face d'une albuminurie acquise et déterminée par le médicament.

IV.

Maintenant que nous connaissons le médicament,
son action physiologique et son mode d'élimination,
nous pouvons passer en revue les accidents qui sont
consécutifs à son administration, et qui se produisent

du côté du système nerveux central. Nous allons exposer les cas que nous avons pu observer, ensuite nous essayerons d'en trouver la pathogénie et là encore nous nous appuierons sur le Mémoire de M. le professeur Germain Sée.

Les cas de mort à la suite de l'administration du salicylate de soude sont relativement rares en France; mais en Angleterre et en Allemagne ils sont, au contraire, en nombre assez considérable. Il serait trop long de rappeler ici tous ces cas ; cependant nous devons en citer succinctement quelques-uns. Tous les cas rapportés ne sont heureusement pas mortels, mais tous signalent chez les malades atteints, une sorte de manie furieuse, ou des attaques tétaniformes.

Baelz, à la suite de l'administration d'une dose de quatre grammes de salicylate de soude, constate un délire violent, analogue à celui des alcooliques. (Baelz, Allg. mediz. centralz, 44, 1876.)

Leonardi Aster, de son côté, a observé une excitation extraordinaire, simulant une manie aiguë, dans un cas entre autres, de véritables accès tétaniques. (Deutsches Zeft. fur prakt. medic. 33, 1876.)

Une malade de Goltdammer, atteinte de fièvre typhoïde, et traitée par l'acide salicylique à hautes doses, mourut dans le collapsus grave. (Berlin, Klinik. Voschens. 1876.)

Dans la thèse qu'il soutint en 1877 devant la Faculté de Montpellier, M. Berthenoux cite un certain nombre de cas de ce genre, puisés principalement parmi les observations recueillies en Angleterre et empruntés à

Hope Seyler, Stuger, Clifford, Carter, Allbutt, Jacob.

Plus récemment, nous avons le cas très remarquable de M. le docteur Richardson, dans lequel, après une amélioration passagère, survinrent tout à coup une agitation extraordinaire, des convulsions, des accès tétaniques accompagnés de fréquences, d'irrégularités et de difficultés de la respiration. Enfin la mort vint terminer la scène.

En France, le premier cas fut signalé par M. Empis, à l'Académie de médecine, au mois de juillet 1877. Voici cette observation résumée :

OBSERVATION. — Le malade souffrait depuis six jours d'un rhumatisme articulaire aigu sans complications cardiaques, contre lelequel tous les médicaments employés habituellement avaient échoué.

M. Empis prescrit alors une dose de salicylate de soude, de 7 grammes en 10 paquets, à prendre dans du pain azyme de deux heures en deux heures. L'effet du médicament fut véritablement merveilleux.

Le lendemain amélioration sensible dans les articulations. Le malade se plaignait seulement de surdité et de bourdonnements incessants dans les oreilles. Sa fièvre était tombée, mais il éprouvait une transpiration abondante et se sentait très affaibli.

On prescrivit encore 5 grammes de substance active à prendre comme la veille en 10 paquets.

Le troisième jour le malade allait si bien que M. Empis suspendit la médication.

Vers quatre heures du matin, le malade qui venait de prendre un léger repas, se plaignit tout d'un coup d'une violente douleur du côté de l'estomac et aussitôt après, il tomba en arrière sur l'oreiller privé de connaissance. Ses membres s'agitèrent convulsivement pendant quelques secondes, à la manière de l'éclampsie, puis sa respiration devint stertoreuse, enfin le cœur cessa de battre; le malade était mort.

L'autopsie ne fut pas faite.

Après le fait de M. Empis, nous trouvons trois cas de mort signalés par M. le professeur Jaccoud. Les trois malades étaient atteints tous les trois de rhumatisme articulaire aigu et avaient été soumis uniquement au salicylate de soude, à la dose de 8 à 10 grammes par jour.

Le premier des malades, âgé de 20 ans, a succombé au troisième jour de traitement, après avoir présenté brusquement et coup sur coup un délire violent suivi de coma.

Le second malade, âgé de 23 ans, a été également emporté en quelques heures, avec les mêmes symptômes que précédemment et au quatrième jour du traitement.

Dans le troisième cas, un délire violent, semblable en tous points au délire des alcooliques, a été le principal symptôme observé.

Dans le *Montpellier médical* d'avril 1877, nous trouvons une observation relatant un fait de ce genre qui s'est produit dans le service de clinique de M. Combal.

Un homme de 21 ans, de famille de rhumatisants, rhumatisant lui-même, est traité à la clinique de M. Combal à l'aide de la médication salicylée pour un rhumalisme articulaire aigu, arrivé au cinquième jour. Les doses médicamenteuses employées ont été celles qui sont ordinairement mises en usage. Or, le neuvième jour, après quatre jours de traitement, les douleurs avaient disparu comme par enchantement, mais l'excitation cérébrale et l'élévation de la température devinrent telles que M. Combal redouta une fin funeste. En effet, à onze heures du matin, le malade est pris de délire, de convulsions générales et meurt dans le coma à une heure du soir.

Nous trouvons dans le *Bulletin de thérapeutique* une observation de M. le docteur Wattelet ; la voici :

OBSERVATION de M. le Dr Wattelet. — X..., âgé de 23 ans, est un garçon vigoureux qui n'a jamais été malade. Dans les premiers jours du mois d'août 1877, il a reçu la pluie pendant une demi-heure, sur l'impériale d'un tramway, et dès le lendemain il a été pris de fièvre, de frissons, de mal de gorge.

Le samedi soir, 1er septembre, il me fait appeler et se plaint de douleurs articulaires dans les coudes et les genoux ; il se plaint également d'une douleur vive à la région précordiale. Je constate du gonflement et de la rougeur au niveau des articulations doulou-reuses et l'auscultation me révèle des traces d'endocardite.

L'application d'un vésicatoire sur la région cardiaque atténue la douleur. Le lendemain, 2 septembre, je prescris une solution de 8 grammes de salicylate de soude à prendre en vingt-quatre heures. Jusqu'au 6 septembre le malade a pris 45 grammes environ de sali-cylate. A cette époque les douleurs sont un peu plus errantes ; elles sont moins violentes.

Les sueurs sont très abondantes, sui generis comme odeur, les urines sont rares et décolorées ; il existe de fréquentes envies d'u-riner avec douleur à la fin de la mixtion.

Le 7. Le malade se plaint de douleurs dans le mollet et de re-froidissement dans le pied droit ; la pression exercée sur le trajet des vaisseaux poplités est excessivement douloureuse ; on ne peut percevoir les battements de l'artère poplitée.

Le 9 au matin, tous les orteils sont frappés de gangrène, et une couleur noirâtre envahit tout le pied, jusqu'aux malléoles.

Le 10 et 11, le gonflement et la rougeur envahissent successive-ment le mollet et la cuisse. Le 11, les battements de la fémorale n'existent plus, et une phlébite superficielle se déclare à la jambe gauche. Du côté des membres supérieurs on constate l'absence de battements dans la radiale et la cubitale gauche ; le pouls est régulier du côté droit. Les deux mains sont glacées. L'état général devient mauvais, la langue est sale, et je demande mon maître le professeur Potain, en consultation. Il juge comme moi l'état fort grave, et me dit avoir vu en consultation deux malades atteints de gangrène partielle. Ces deux malades étaient également traités par le salicylate de soude pour des attaques de rhumatisme.

Le 12. Le malade est pris de crachements de sang qui durent vingt-quatre heures et sont remplacés par des selles très-abondantes et sanglantes.

Le 13. Le malade meurt, après une agonie de trois heures, pendant lesquelles il a eu une une excitation considérable. Il fallait l'attacher et le tenir à plusieurs pour l'empêcher de se lever. Pendant toute la maladie, excepté les deux derniers jours de diarrhée sanguinolente, il a eu une constipation opiniâtre qui a résisté aux purgatifs salins.

M. Dixneuf, dans sa thèse inaugurale de l'année 1877, cite également un certain nombre d'observations qui ont rapport au même sujet et qui méritent d'être rapportées.

La première de ces observations relate le fait suivant, qui fut l'objet d'une discussion à la Société médicale de Posen :

OBSERVATION (thèse de M. Dixneuf). — En février 1876, un paysan eut une attaque de rhumatisme aigu dans le cou de pied et le genou du côté gauche. Pour calmer la douleur, son médecin lui fit une injection sous-cutanée de 1 centigramme de strychnine, puis il ordonna 6 paquets d'acide salicylique. Ces paquets devaient être pris d'heure en heure ; chacun d'eux contenait à peu près 75 centigrammes d'acide. Immédiatement après avoir pris le premier paquet, le malade eut une transpiration profuse qui ne fit qu'augmenter. Ses forces diminuaient si rapidement que sa femme hésitait à lui donner le quatrième paquet ; mais le malade insista pour le prendre, et immédiatement après il eut des maux de tête et des vomissements qui durèrent toute la nuit. Le matin il perdit

sa connaissance et se mit à pousser de sourds gémissemenis. Cet
état d'insensibilité disparut un moment et il se tourna vers le médecin en disant : « ma tête ». Tous les moyens employés pour le
faire revenir à lui furent inutiles ; il succomba quarante heures
après avoir pris le premier paquet. Il n'y eut pas d'autopsie.

Plus loin, M. Dixneuf publie deux autres observations, qu'il tient de son maître, M. le professeur
Gubler, et qui furent communiquées à ce dernier par
M. le Dr Blondeau. Ces observations sont très intéres-
santes, car elles nous permettront d'établir jusqu'à un
certain point la pathogénie de ces accidents cérébraux. Nous allons donc les reproduire ici.

OBSERVATION. (thèse de M. Dixneuf). — Une malade de la clien-
tèle de M. le Dr Blondeau, depuis quinze jours d'usage journalier
du salicylate de soude, a vu se manifester tous les phénomènes céphaliques habituels, bourdonnements d'oreilles, intenses, pénibles,
surdité presque absolue, sorte d'hébétude intellectuelle. Au bout
de quinze jours, au milieu de la nuit, survint une formidable épistaxis, qui jeta la malade dans une profonde anémie ; elle ne put
être arrêtée que par le tamponnement associé au perchlorure
de fer.

Cette observation ne nous rend pas compte de
troubles cérébraux, mais elle a une importance très
grande, car elle nous démontre bien évidemment
l'existence d'une congestion très forte de la tête et
nous tirerons plus loin parti de ce fait.

L'autre observation de M. Blondeau est plus pro-
bante encore.

OBSERVATION (thèse de M. Dixneuf). — M. Gubler est appelé en

consultation par M. le Dr Blondeau près d'uu malade qui, se
croyant goutteux, avait sur la foi des journaux politiques, fait usage
de salicylate de soude à la dose de 8 grammes par jour.

Le troisième jour du traitement, au milieu des accidents les plus
intenses de l'ivresse salicylique, avec délire, céphalée violente, le
malade sentit tout à coup son côté gauche, la face exceptée, envahie
par une hémiplégie qui se compléta peu à peu dans l'espace de
vingt-quatre heures.

Naturellement on suspendit le traitement et l'hémiplégie qui en
était la conséquence, ne tarda pas à se dissiper.

Il en restait cependant encore des traces évidentes huit jours
plus tard, époque à laquelle M. Gubler fut appelé en consultation
près du malade.

Une autre observation, rentrant dans le même cadre
d'idées, fut envoyée à la Société clinique de Paris,
par M. le Dr Feltz, ancien aide de clinique à la Faculté
de médecine de Strasbourg.

OBSERVATION de M. le Dr Feltz. — Le nommé W..., âgé de
56 ans, fut atteint de rhumatisme articulaire aigu en 1856. Guéri
de l'état aigu, le rhumatisme passa à l'état chronique, avec déformations des mains, douleurs dans les genoux, difficultés dans les
hanches, etc. Une saison à Néris l'avait soulagé un peu, mais,
pour se guérir complètement, confiant dans les vertus du salicylate de soude, il se détermina à en prendre sans consulter son médecin.

Du 22 août au 21 septembre il en prit environ 200 grammes.

Quand je fus mandé auprès du malade, dit M. Feltz, il ressentait
déjà depuis huit jours les symptômes suivants : chaleur à la tête,
légers bourdonnements dans les oreilles, petits vertiges, un peu
d'hésitation dans les idées, picotements dans les yeux qui sont
injectés, picotements dans le nez, mais, ni nausées, ni vomissements. Les voisins s'étaient déjà aperçus de quelque chose d'inusité
dans sa manière d'être, mais lui voulait guérir et ne prenait pas
garde à ses symptômes.

Dans la nuit du 20 au 21 septembre, le malade est pris de vomissements et d'un mal de tête intolérable.

Le 21 au matin, je constate les phénomènes suivants : face vultueuse, pupilles contractées, yeux hagards, air égaré, bourdonnements et troubles dans la tête. Pourtant, peu de désordre dans les idées, pas de délire, pas d'illusions d'optique, ni de diminution dans la sensibilité de l'ouïe.

Langue saburrale, anorexie complète, vomissements très fréquents ; pouls à 46, peau moite, assez chaude, sensibilité normale, mouvements réflexes conservés, absence de sommeil depuis vingt-quatre heures.

Le phénomène prédominant est une céphalalgie intense avec des crises tellement violentes que le malade crie. Il semble qu'on lui donne des coups ds marteau dans la tête ; chaque crise est annoncée par une rougeur très vive au cou et remontant rapidement jusque sur le crâne, ce qui est visible car le malade est chauve. La crise disparaît en-même temps que la rougeur.

Jours suivants mêmes symptômes, malgré l'application de sangsues, de vésicatoires et une médication interne stimulante. Le pouls reste à 40 ou 45 pulsations, la température est au-dessous de la normale.

Vers le 1ᵉʳ octobre les crises sont moins vives, l'ingestion de café noir le soulage ; pupilles moins contractées. L'urine accuse encore la présence du salicylate avec le perchlorure de fer.

Jusqu'au 6, amélioration. A cette date on ne trouve plus de salicylate dans les urines, le malade a repris son facies habituel.

M. Feltz ajoute : les symptômes sont bien les mêmes observés déjà et ailleurs ; c'est bien une intoxication qui a disparu au moment où les dernières traces de salicylate ont disparu de l'urine. Le phénomène vraiment grave ici a été cette céphalagie intense avec rougeur constante des téguements. On avait crain la méningite ; cependant l'absence des symptômes propres à cette maladie doit faire rapporter les troubles observés à des congestions passagères, dues à des troubles circulatoires de la face et des organes intra-crâniens.

Ces diverses observations, les trois autres inédites que nous publions à la fin de ce travail et que nous avons pu observer nous-même prouvent bien que dans un certain nombre de cas l'administration du salicylate de soude est suivie d'accidents cérébraux qui, quoique dus à la même cause, ont des manifestations différentes.

A un premier degré, nous trouvons une céphalalgie plus ou moins violente ; le malade croit que sa tête va se briser, il la tient entre ses mains et se plaint continuellement. (Observation n° 1.)

A un degré plus avant nous trouvons une hébétude de la face, un trouble dans les idées, accompagnés de délire. Ce délire lui-même peut être plus ou moins violent; il est très rarement calme, il pousse les malades à commettre des actes qui peuvent les rendre dangereux; le fait rapporté dans notre observation n° 1 en est un exemple frappant; le malade était pris d'accès de manie aiguë, menaçait ses voisins de lit, et son excitation était si grande que l'on dut le faire porter d'urgence à l'hospice Sainte-Anne.

Dans d'autres circonstances, les malades tombent dans un coma complet et meurent sans reprendre connaissance ; nous en avons des exemples très frappants dans les faits rapportés par M. le professeur Jaccoud.

Voyons maintenant quelle peut être la cause de ces troubles cérébraux.

Pour nous, comme pour tous les observateurs, le danger consiste dans la non élimination du médicament.

Tous les ouvrages ont signalé déjà le danger de faire prendre les médicaments salicylés aux malades atteints de lésions rénales. Nous avons cité plus haut l'opinion de M. le professeur Bouchard qui généralis ce fait à tous les médicaments actifs.

Mais il faut tenir compte de ce fait très important, que le salicylate de soude, par l'excitation très grande qu'il communique au rein, peut déterminer une congestion de cet organe, congestion qui peut aller jusqu'à produire une véritable inflammation. L'albuminurie peut donc ne se déclarer que dans le cours du traitement, s'opposer à l'élimination et produire les accidents cités plus haut.

Il faudra donc constamment, pendant le cours d'un traitement par le salicylate de soude, interroger les urines à l'aide de l'acide nitrique pour se rendre compte de l'état du rein.

Ce n'est pas seulement dans le cas de lésion rénale que le salicylate de soude ne s'élimine pas. Il est une autre classe de faits dans lesquels, quoiqu'il n'existe pas de lésion rénale reconnue par la présence d'albumine dans les urines, on voit cependant le salicylate de soude ne s'éliminer que très lentement.

Les malades qui font l'objet de nos deux premières observations en sont un exemple frappant. Quoique on ait étudié avec soin les urines au point de vue de l'albumine, on n'a jamais trouvé ce corps. Les reins paraissaient donc sains, cependant le salicylate de soude ne s'éliminait que très imparfaitement, puisque chez ces deux malades, huit jours complets après la cessation du traitement, on trouvait encore le médicament dans les urines ; et nous savons que dans l'état normal, l'élimination se fait beaucoup plus rapidement.

Il y aurait là, un fait analogue à celui qui se passe pour la digitale. Nous voyons en effet souvent ce médicament s'accumuler dans l'économie et agir tout d'un coup par doses massives.

De là une seconde indication, qui est, dans le cas d'administration de salicylate de soude, d'interroger les urines à l'aide du perchlorure de fer, pour s'assurer de l'élimination de l'agent thérapeutique. On évitera de la sorte l'accumulation et par là-même les accidents consécutifs.

Le salicylate devient toxique par ce fait même qu'il n'est pas éliminé ; essayons d'expliquer cette action sur le système nerveux central.

M. le professeur Germain Sée, dans son mémoire à l'Académie de médecine, émet, sous forme d'hypothèse, une opinion qui nous rend compte des faits observés.

Nous citons textuellement l'éminent professeur :

« Si on admet, l'intégrité complète des fonctions du cœur, la régularité du pouls et le maintien intégral de la pression vasculaire, s'ensuit-il qu'il ne puisse se manifester des troubles des circulations locales ? Claude Bernard a insisté dans maintes circonstances sur l'indépendance de la circulation dans certains organes ; il est des médicaments agissant sur les nerfs vaso-moteurs ou sur les vaisseaux d'un département circonscrit, d'une région déterminée ; les artérioles de la face et de l'encéphale, par leur texture éminemment contractile, se prêtent merveilleusement à une activité plus marquée que partout ailleurs. S'il en est ainsi, on est en droit de se demander s'il ne peut pas se produire des congestions, ou au contraire des anémies céphaliques. »

Les faits cités plus haut par M. Blondeau, le fait de M. le Dr Feltz donnent complètement raison à cette opinion de M. Germain Sée.

Dans un des deux cas de M. le Dr Blondeau, nous voyons la malade qui souffrait depuis quelque temps d'une céphalalgie violente et qui est prise tout à coup d'une épistaxis formidable, épistaxis qui était symptomatique d'une forte congestion céphalique.

Dans le cas de M le Dr Feltz la chose est encore plus marquée, les crises étaient précédées d'une rougeur du cou qui envahissait la face et les téguments du crâne ; il y avait là une congestion manifeste, qui ne se reproduisit plus quand le salicylate fut éliminé et qui cessa avec les souffrances du malade.

Le salicylate de soude agirait donc dans ces cas en paralysant les nerfs vaso-moteurs de la face et de l'intérieur du crâne et en produisant des congestions de ces organes.

Nous faisons suivre cette étude de trois observations inédites recueillies dans le service de M. le Dr Bucquoy.

Obs. I (Inédite). — Appartient à M. le Dr Bucquoy.

Le nommé Nicolas V..., âgé de 34 ans, entre le 3 décembre 1877, salle Saint-Philippe u° 13.

Ce malade a eu autrefois deux fluxions de poitrine. Il a eu également trois attaques de rhumatisme articulaire aigu ; attaques qui ont toujours eu une durée de cinq à six semaines.

Il y a sept ou huit ans, le malade a éprouvé dans le gros orteil du pied gauche, une douleur qui a duré à peu près six mois pendant ce laps de temps il trainait le pied.

Lundi, 3 décembre. Depuis trois jours seulement ; le malade a été obligé de cesser ses occupations. Dans la nuit du vendredi au samedi, il a été pris de douleurs violentes dans le coude gauche, le poignet et les articulations métacarpo-phalangiennes du même côté. Il n'éprouve aucune douleur dans les autres articulations. L'articulation du coude est légèrement distendue par du liquide. Le malade n'a jamais eu de blennorrhagie antérieure. Il ne présente aucun phénomène du côté du cœur. L'inspection des organes respiratoires donne les signes suivants : matité au niveau du sommet droit, avec inspiration rude, expiration prolongée et soufflante. Pas de craquements. Rien en avant, ni à gauche. Le malade tousse du reste depuis longtemps, mais il n'a jamais eu d'hémoptysies.

Le 4. Au bord externe de l'articulation du coude gauche on voit une plaque rouge, érythémateuse, de la grandeur d'une pièce de 5 francs, très douloureuse à la pression, déterminant des douleurs spontanées, surtout pendant la nuit. Ces douleurs, au dire du malade, rappellent celles qu'il a éprouvées antérieurement au niveau du gros orteil droit, qui du reste présente une déviation en dedans.

Le malade prend 8 grammes de salicylate de soude.

Le 5. Douleur aussi violente que la veille au niveau du coude, mais la plaque rouge a disparu. Il a des vertiges, mais sans vomissements. On continue l'emploi du salicylate de soude à la même dose.

Le 6. Pas de fièvre. Le coude est moins douloureux, mais les mouvements sont toujours très limités et la douleur se réveille par la pression. L'articulation est toujours gonflée, mais n'y a pas de gonflement inflammatoire de la peau. Même traitement.

Le 7. Le soir, le malade se trouve très bien, il n'éprouve pas de fièvre, ni de douleurs. Les mouvements se font avec une très grande facilité. Même traitement.

Le 8. Hier, vers 9 heures du soir, le made a éprouvé des maux de tête très violents, il s'est levé sur son lit et s'est mis à pousser des cris. Il éprouve un délire bruyant, veut frapper les infirmiers ; on est obligé de lui mettre la camisole de force. Pas d'attaques convulsives. Cette agitation et l'incohérence de la parole durent toute la nuit.

Ce matin, il a 39,5 de température, il paraît abruti, il répond mal aux questions qu'on lui pose, mais il n'a pas de délire. Aucun trouble de la sensibilité. Il se plaint de la tête qu'il cache soit dans ses mains, soit sous les couvertures.

Les douleurs et le gonflement du coude ont complètement disparu ; les mouvements volontaires et les mouvements communiqués n'occasionnent aucune souffrance. On supprime le salicylate de soude. Traitement avec :

> Eau de vie allemande   āā 15 grammes.
> Sirop de Nerprun   āā 15 grammes.

Le 8 au soir, les douleurs de tête sont beaucoup moins vives ; le malade cause mieux, cependant il a encore de l'hébétude. Son délire est systématisé, il veut à toute force quitter l'hôpital, se disant guéri et prétendant qu'on le retient pour lui faire du mal.

Le 9. Le délire a repris pendant la nuit. En raison de ces attaques violentes et des manifestations impulsives auxquelles se livrait ce malade, on juge nécessaire son transfert à l'hôpital Sainte-Anne.

Pendant le séjour du malade à l'hospice Sainte-Anne, les idées délirantes qu'il présentait dans les salles de l'hôpital Cochin ont continué, mais en s'affaiblissant graduellement, et ont cessé complètement le cinquième jour après son transfert, alors qu'il ne restait plus que des traces de salicylate dans les urines.

A mesure que le délire disparaissait, le malade ressentait de nouveau les vertiges, les bourdonnements d'oreille et les douleurs de tête qu'il éprouvait avant l'apparition des accidents cérébraux.

Le 27. Le malade est encore à l'hospice Sainte-Anne, mais il n'a pas eu de nouveaux accidents.

Obs. II (inédite). — (Due à l'obligeance de M. H. Barth, interne du service.)

Le nommé B..., âgé de 30 ans, entre le 3 juin 1879, dans le service de M. le Dr Bucquoy, à l'hôpital Cochin, salle Saint-Philippe, n° 15.

Les antécédents de famille du malade sont très bons. B... jouit ordinairement d'une bonne santé. C'est la première fois qu'il entre à l'hôpital. Il a eu il y a dix ans une blennorrhagie.

Il y a une quinzaine de jours à peu près que l'affection dont il souffre a débuté par quelques douleurs vagues le long du bord interne des pieds.

Il y a environ cinq jours, à la suite d'un refroidissement, le malade a éprouvé des douleurs dans les membres inférieurs, en même temps qu'une légère angine.

Trois jours après, les douleurs sont localisées dans les articulations, d'abord à l'épaule gauche, puis à la droite, pour envahir consécutivement les articulations du cou, des orteils, des hanches et des coudes, l'affection est surtout marquée au coude du côté droit. La tuméfaction et la rougeur ne se montrent qu'aux articulations des orteils. Les mains sont œdématiées mais ne sont le siège d'aucune douleur.

Le malade a des frissons. Les urines sont très rouges, les sueurs très abondantes. Appétit nul, constipation.

3 juin. Les phénomènes ci-dessus décrits sont constatés, toutefois la douleur au niveau du cou a disparu. Les sueurs sont toujours très abondantes.

Le 4. Douleurs persistant, ainsi que le gonflement et la rougeur des orteils. Dépôt abondant de sels dans l'urine, pas d'albumine. On donne comme traitement le salicylate de soude, à la dose de 8 grammes.

Le 5. Les douleurs sont beaucoup moins vives, on continue le même traitement.

Le 6. Le mieux continue. Même traitement. Le malade éprouve quelques bourdonnements d'oreille.

Le 7. Les douleurs ont complètement disparu. On donne le salicylate à la dose de 4 grammes.

Le 8. Pendant la nuit dernière, le malade, très calme jusque là, est pris d'un accès de manie furieuse, qui nécessite l'emploi de la camisole de force. Il a des hallucinations, il voit sa femme dans le lit de ses voisins, etc. On cesse le salicylate de soude ; on lui fait une injection de morphine et on lui administre à l'intérieur le chloral à la dose de 4 grammes.

Le 9. Pendant la nuit le malade a eu de nouveau le délire. Au matin il est beaucoup plus de calme, il se souvient seulement d'avoir été très agité et d'avoir eu des rêves. Il n'a pas de céphalalgie, mais de l'étrangeté dans le regard et quelquee soubresauts dans les membres. On continue le traitement par la morphine.

L'inspection des urines prouve que le salicylate de soude a été éliminé en très grande abondance.

Le 10. Pendant la nuit, délire nouveau, ressemblant à ceux des nuits précédentes, mais beaucoup moins violent. Le jour venu, le malade se calme et cause assez raisonnablement. Il n'éprouve ni fièvre, ni céphalalgie. On trouve encore du salicylate de soude dans l'urine, mais en quantité moins grande.

Le 11. Les urines contiennent encore du salicylate en assez grande quantité.

Le 13. L'état général du malade est très bon ; il n'a plus de délire ni d'idées extravagantes depuis deux jours.

Le 14. Etat général bon. Le malade ne souffre plus de ses articulations, mais il est faible et pâle.

Le 15. Il n'existe plus de salicylate dans les urines.

Le malade sort le 17 juin.

Obs. III (Inédite). — (Recueillie par M. Basset, externe du service).

La nommée R..., âgée de 27 ans, entre le 25 octobre 1879 dans le service du Dr Bucquoy, à l'hôpital Cochin, salle Saint-Jean, n° 16.

La mère de la malade a présenté de nombreuses attaques de rhumatisme, elle est aujourd'hui impotente, elle a des déformations des pieds et des mains.

La malade elle-même a eu, il y a six ans, une première attaque de rhumatisme, n'ayant présenté qu'une durée de six jours.

L'attaque avait été très franche ; dans l'espace de quelques heures, tout mouvement était devenu impossible. Elle avait éprouvé des douleurs précordiales très vives.

Depuis cette époque la malade n'a plus éprouvé de véritable attaque de rhumatisme, mais elle ressentait de temps en temps des douleurs vagues.

Il y a environ un an, elle se trouvait très affaiblie, et avait des palpitations cardiaques au moindre effort.

Le 24 octobre. Elle ressentit des douleurs dans les mains et les poignets ; les pieds, les genoux et les hanches ne tardèrent pas à se prendre également.

Le 25, jour de son entrée à l'hôpital, toutes les articulations des membres inférieurs étaient prises ; les deux genoux étaient très tuméfiés, avec un épanchement intra-articulaire très abondant, surtout à gauche ; les deux articulations tibio-tarsiennes étaient très douloureuses. Il existe en même temps une douleur vive au niveau de la région précordiale, il existe au niveau du cœur un bruit de souffle non localisé au niveau d'un orifice.

Traitement : salicylate de soude, 8 grammes.

Le 26. Pendant la nuit la malade est prise de délire, elle se lève, menace ses voisines, et à plusieurs reprises différentes, on est obligé de la forcer de se coucher. On constata en même temps de l'albumine en grande quantité dans les urines. On supprime le salicylate de soude, et on le remplace par le sulfate de quinine.

Les douleurs du reste sont moins vives, l'épanchement du genou a un peu diminué. Le souffle péricardique a disparu.

Le 28. Le délire ne s'est pas reproduit. Le gonflement et la douleur continuent à diminuer.

Le 3 novembre. A peine quelques légères douleurs. Le délire ne s'est plus reproduit. On constate un bruit de souffle diastolique, disparaissant pendant les grandes inspirations. En outre, souffle anémique de la base se propageant dans les vaisseaux du cou.

La malade continue à s'améliorer, on n'emploie plus chez elle le salicylate de soude. Elle sort guérie de son rhumatisme le 27 novembre, tout en continuant à présenter des phénomènes cardiaques.

CONCLUSIONS

Des faits exposés dans ce travail nous croyons pouvoir tirer les conclusions suivantes :

L'administration du salicylate de soude est quelquefois suivie d'accidents cérébraux consécutifs à la non élimination du médicament.

Les individus albuminuriques n'éliminant pas le salicylate de soude sont très sujets à ces accidents. Il y a donc pour eux une contre·indication formelle à l'emploi de ce médicament.

Le salicylate de soude déterminant lui-même des congestions rénales, il est toujours indiqué de s'assurer par l'examen des urines que le fonctionnement du rein n'est pas altéré.

Le salicylate de soude s'accumulant dans l'économie même en dehors de toute lésion rénale ; il est prudent d'interroger les urines à l'aide du perchlorure de fer pour s'assurer de l'élimination du médicament. Si cette élimination ne se fait pas, il faut suspendre immédiatement le traitement.

Paris. — A. PARENT, imp. de la Faculté de Médecine, r. M.-le-Prince, 29-31

9 782019 272494